LA MORT

DANS

LA PARALYSIE GÉNÉRALE

PAR

Le Dr DORÉ

DE L'UNIVERSITÉ DE PARIS

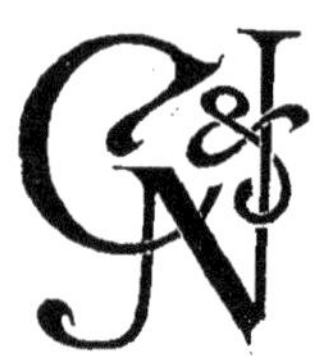

PARIS

GEORGES CARRÉ ET C. NAUD, ÉDITEURS

3, RUE RACINE, 3

1898

LA MORT

DANS

LA PARALYSIE GÉNÉRALE

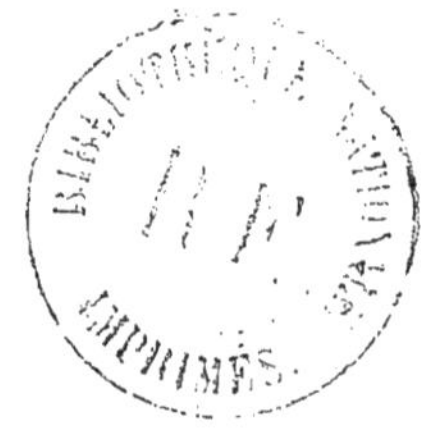

PAR

Le Dr DORÉ

DE L'UNIVERSITÉ DE PARIS

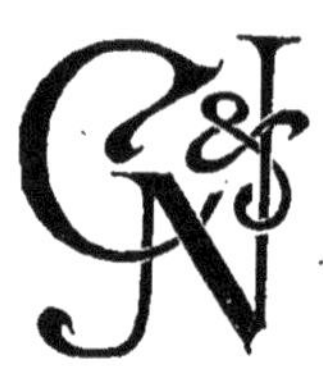

PARIS

Georges CARRÉ et C. NAUD, Éditeurs

3, rue racine, 3

1898

A LA MÉMOIRE DE MA MÈRE

A MON PÈRE

A MA FEMME

A MON ONCLE, M. L'ABBÉ J. DORÉ

Faible témoignage de ma profonde reconnaissance.

A MES ONCLES ET TANTES

A MES FRÈRES ET SŒURS

A MES AMIS

A MES MAITRES DANS LES HOPITAUX

A MON PRÉSIDENT DE THÈSE

MONSIEUR LE PROFESSEUR DEBOVE

MÉDECIN DES HOPITAUX

PROFESSEUR A LA FACULTÉ DE MÉDECINE

MEMBRE DE L'ACADÉMIE DE MÉDECINE

OFFICIER DE LA LÉGION D'HONNEUR

INTRODUCTION

Le sujet que nous prenons aujourd'hui pour sujet de notre thèse inaugurale, a certes attiré l'attention de bien des auteurs et l'historique de la question pourrait être assez long.

Mais les derniers travaux parus sur la question contiennent des idées tellement différentes ; l'opinion que se font les auteurs de l'importance pronostique des diverses formes de la maladie, le mécanisme même de la mort, qui pour les uns est le fait même de la méningo-encéphalite, pour d'autres résulte très souvent de congestions cérébrales, pour certains devrait être dans presque tous les cas rapportée à une maladie intercurrente, toutes ces opinions sont défendues avec un exclusivisme dont nous ne saurions assez nous garder ; ayant eu la bonne fortune d'assister un certain nombre de fois à la visite du Dr MARANDON DE MONTYEL, il nous a été donné d'entendre cet aliéniste développer maintes fois ses idées sur ce sujet ; ce savant sait marquer toutes les questions qu'il traite du sceau de son originalité ; il nous a intéressé à cette étude, et les richesses inépuisables de son service nous ont été précieuses.

Il a bien voulu, et nous avons à cœur de le remercier, nous permettre de publier dans notre thèse tous les cas de paralysie générale ayant eu une terminaison fatale, survenus dans son service depuis le 1er février 1898. Toutes les autopsies ont été faites par M. Maurice DIDE, qui a bien voulu nous donner les notes qu'il avait prises. Ces données positives auront, pensons-nous, quelque intérêt, vu les surprises d'amphithéâtre fréquentes chez les aliénés. Il faut avoir été dans ces vastes services pour comprendre la possibilité de pareils faits.

L'aliéné souvent se plaint de maux imaginaires et ses conceptions hypocondriaques lui inspirent des jérémiades continuelles, qui ne correspondent à aucune lésion matérielle. Il est impossible d'examiner complètement, dan sun service de 350 malades, tous ceux qui se plaignent d'avoir des barres de fer rouge dans l'anus, d'être complètement pourris, de ne pouvoir respirer parce qu'on leur envoie des décharges électriques. Les conceptions hypocondriaques ne sont pas rares dans la paralysie générale, mais plus fréquentes sont les idées de satisfaction qui font souvent qu'en dépit d'un mal réel le malade ne se plaint pas, croyant être herculéen, avoir la force en soufflant de déraciner un arbre. Et, d'ailleurs, quand la maladie a évolué et a abouti à la démence, tout renseignement serait impossible. Le médecin n'a même pas à sa disposition les renseignements que peut avoir le vétérinaire, car l'élément douleur qui, du moins chez l'animal, fournit de précieux éléments, est ici adultéré, des troubles profonds de la sensibilité faisant partie du cortège symptomatique de la paralysie générale.

Il va sans dire que certaines affections comme la méningite sont difficiles à dépister. Nous aurons ultérieurement à revenir sur ce point quand nous chercherons à élucider un peu le diagnostic. Il nous importait seulement pour le moment, de savoir combien les renseignements cliniques sont contingents et combien peu il faut s'étonner de l'imprévu des constatations anatomiques. Après un exposé historique de la question, nous aborderons d'emblée l'étude des causes de la mort d'après les données bibliographiques et personnelles.

Nous étudierons d'abord la mort subite sans lésions appréciables, en dehors de celle de la périméningo-encéphalite chronique. Cet accident, vraiment assez fréquent relativement, puisque tous les auteurs qui se sont occupés de la question en ont publié des cas, nous semble mériter une étude spéciale ; il est entouré d'une grande obscurité. Nous séparerons soigneusement de cette étude les cas où la mort subite s'est produite consécutivement à une lésion, capable par elle seule d'expliquer cette terminaison fatale. Ces cas, semble-t-il, seront mieux à leur place réunis aux affections qui compliquent et assombrissent le pronostic de la paralysie générale.

Étudiant d'abord les cas où la complication est étroitement liée au point de vue pathogénique à la méningo-encéphalite, — nous voulons parler surtout de l'hémorragie cérébrale qu'on est surpris de ne pas trouver plus fréquemment, vu les fréquentes altérations artérielles, — nous signalerons ensuite des complications d'origine infectieuse. Nous essayerons de montrer le rôle considérable que jouent les altérations du système nerveux dans la pathogénie et l'évolution de ces complications.

Nous serons plus bref pour la terminaison si fréquente par congestion apoplectiforme. Celle-ci surtout étudiée par les cliniciens mériterait à elle seule une étude spéciale, que nos matériaux anatomo-pathologiques ne nous ont pas permis de tenter.

Des documents bibliographiques nous permettront de donner quelques détails sur la congestion épileptiforme ; l'idée qui se dégagera de cette étude nous permettra de généraliser et d'appliquer, du moins en partie, au groupe précédent la pathogénie de ce dernier.

Nous terminerons par l'exposé des cas où la mort est consécutive au marasme, à la cachexie progressive, en notant, dès maintenant, que ce groupe est destiné à devenir de moins en moins considérable, à mesure que les recherches cliniques seront plus rigoureuses, et en se souvenant que les cas de la sorte, publiés sans autopsie, laissent toujours subsister un grand point d'interrogation : la cause effective de la mort n'aurait-elle pas été méconnue ?

Mais avant d'entrer dans le corps de notre sujet, nous avons à cœur de remercier nos maîtres de la Faculté et des hôpitaux.

Nous avons été l'élève du Dr Hirtz qui nous a initié aux difficultés de la clinique médicale, nous n'avons garde d'oublier ses précieuses leçons.

Le Dr Bar a été notre maître en accouchements ; nous souhaitons, au moment d'être aux prises avec les difficultés de la pratique de garder dans notre souvenir son remarquable enseignement.

Nous devons enfin remercier le Dr Broca dans le service duquel nous avons rempli les fonctions d'externe et qui a été pour nous d'un précieux secours pour tout ce qui a trait à la clinique chirurgicale.

Que M. le Pr Debove, membre de l'Académie de médecine, veuille bien agréer l'hommage de notre respectueuse gratitude, pour l'honneur qu'il nous fait en acceptant la présidence de notre thèse inaugurale.

HISTORIQUE

La plupart des auteurs classiques sont très brefs sur les causes de la mort dans la paralysie générale ; ils lui consacrent à peine quelques lignes, disant qu'elle est presque fatale, qu'elle survient par marasme et par cachexie ; l'asphyxie par bol alimentaire est signalée, encore que cette terminaison soit extrêmement rare dans les asiles où les malades sont soumis à une étroite surveillance, un pareil accident impliquant toujours une faute du personnel ; et nous tenons à rendre cette justice aux gardiens d'asile que nous avons vus dans le cours de nos visites à Ville-Évrard, qu'ils sont d'un dévouement dont on se fait peu idée dans le public. Les complications sont citées ensuite sans détail, et souvent en dernière ligne les congestions épileptiformes ou apoplectiformes.

Quant aux aliénistes qui se sont occupés de la question, ils émettent des opinions très différentes sur la fréquence respective des différentes causes.

Les statistiques parfois imposantes qu'ils publient concordent peu.

A titre documentaire nous fournirons les suivantes :

D'après Boutteville et Perchappe, dont les recherches remontent à 1847, on rencontre comme cause de mort dans la paralysie générale les affections suivantes :

Congestion cérébrale.	66 cas.
Marasme cérébral.	53 —
Gastro-entérite.	5 —
Hydropisie de l'arachnoïde et des ventricules.	3 —

Point n'est besoin d'insister longuement pour montrer que cette statistique est peu acceptable, le terme de gastro-entérite nous parait vague, quant à l'hydropisie de l'arachnoïde et des ventricules; c'est une lésion si fréquente dans la paralysie générale qu'on ne saurait lui attribuer la terminaison fatale.

Christian et Ritti étudient la mort dans la paralysie générale séparément dans les deux sexes, voici leurs résultats :

	Hommes (119 décès)	Femmes (20 décès)
	—	—
Suicide.	1	0
Asphyxie par bol alimentaire. . . .	2	0
Attaques épileptiformes.	35	6
— apoplectiformes.	13	5
Marasme.	52	9

Un élève de Christian, Janin, dans sa thèse de 1889, publie à son tour les chiffres suivants :

	Hommes (165 cas)	Femmes (31 cas)
	—	—
Marasme.	71 soit 43 p. 100	14 soit 46 p. 100
Attaques épileptiformes. . .	50 — 30 —	8 — 26 —
— apoplectiformes. . .	15 — 9 —	7 — 23 —
Asphyxie par bol alimentaire..	3 — 2 —	0
Suicide..	1	0
Étranglement interne. . . .	2	0
Phtisie galopante..	2	2
Causes diverses.	23	»

Kaes, plus récemment, a repris la question et, après avoir montré que sur 830 autopsies il a rencontré, isolés ou associés a d'autres lésions, des accidents de décubitus, dans la proportion de 56 pour 100 des cas, tandis qu'au contraire les attaques congestives n'auraient été rencontrées que 11 fois sur 100, il donne, disons-nous, les chiffres suivants:

Pneumonie catarrhale. . . .	50
Gangrène pulmonaire. . . .	59
Tuberculose miliaire.	74
Phtisie chronique.	145
Pneumonie fibrineuse. . . .	330

Heilbronner, de son côté, après avoir vu 418 décès, trouve ;

Attaques convulsives. . . . . . } Marasme. . . . . }	48	p. 100
Tuberculose pulmonaire.	17,94	—
Gangrène.	6,94	—
Pneumonie fibrineuse.	5,26	—
— catarrhale.	1,19	—

Cet auteur a le tort de réunir dans le même groupe les attaques convulsives et le marasme.

Nous terminerons par une statistique basée, celle-là seulement, sur des données cliniques et due à M. Marandon de Montyel, qui revient souvent dans son service sur cette question.

Nombre de cas 104.

Congestion épileptiforme.	39	soit	37,5	p. 100
— apoplectiforme.	17	—	16,3	—
Les deux.	56	—	53,8	—
Marasme paralytique.	24	—	23	—
Mort subite.	9	—	8,6	—
Refus d'aliments.	4	—	3,8	—
Broncho-pneumonie.	3	—	2,8	—
Troubles intestinaux.	2	—	1,9	—
Phlegmon diffus.	2	—	1,9	—
Tuberculose.	2	—	1,9	—
Suicide.	1	—	0,9	—
Gangrène.	1	—	0,9	—

Ce médecin en chef de Ville-Évrard, a coutume de parler souvent dans son service des causes de la mort dans la paralysie générale ; c'est ainsi qu'il a coutume de montrer les différences qui existent entre les différentes périodes, la mort étant très rare dans la première, et devenant de plus en plus fréquente dans la deuxième et surtout dans la troisième. Il montre également que les malades ont d'autant plus de chances de parvenir à la troisième période qu'ils sont frappés plus jeunes. En d'autres termes, la paralysie générale, en dehors même des complications, évolue plus vite chez des sujets âgés.

Les mêmes différences existeraient ; toujours suivant le même auteur selon l'étiologie, la congestion cérébrale frappant plus fréquemment les individus atteints de paralysie générale d'origine alcoolique. La paralysie générale d'origine syphilitique étant plus sujette aux complications incidentes.

La valeur respective des *formes* a été dès 1889 étudiée par Janin dans sa thèse; cet auteur a, suivant nous, le tort de distinguer un trop grand nombre de formes cliniques, ce qui jette une certaine obscurité dans la question : les formes convulsives et congestives sont si voisines qu'il semble qu'on les doive confondre. Au reste, il semble excessif de créer des formes cliniques suivant la façon de mourir des malades. Les formes doivent suivant nous résulter de l'examen symptomatique antérieur du malade ; et l'on peut avec Marandon de Montyel les rapporter à quatre :

Forme expansive.
— dépressive.
— mixte.
— démentielle.

C'est la forme expansive qu'on voit le plus souvent ; il était à prévoir, ce que la clinique vérifie, que c'est dans celle-là que la congestion cérébrale sera la plus fréquente. Le marasme au contraire se montrera avec une très grande prédilection chez les malades où la demeure simple, ou tout au moins l'affaiblissement intellectuel, tient place de délire.

Les développements assez considérables que nous accorderons aux morts subites sans lésions, nous semblent légitimes par suite de la difficulté de cette étude au point de vue de la médecine légale. Un élève de M. Vallon, M. Guérin, a, dans sa thèse de 1891, étudié spécialement la question. Nous rapprocherons de cette partie l'étude du suicide dans la paralysie générale, si délicate, tant au point de vue de la psychiatrie qu'à celui de la médecine légale. Nous n'avons dans nos recherches bibliographiques trouvé aucun travail ayant trait à cette question pourtant captivante; notre tentative, sans doute incomplète, inspirera, espérons-le, des auteurs plus autorisés que nous, qui ne manqueront pas de trouver des documents de haute valeur dans les magnifiques services d'aliénés que nous regrettons de n'avoir pas fréquentés davantage.

Le mécanisme, la pathogénie des causes occasionnelles de la mort ont été également peu étudiés ; nous avons cependant été heureux de trouver dans la thèse de Barazer (1892) des idées inspirées des conceptions modernes introduites dans la science par les recherches de pathologie générale.

« Le rôle prépondérant du cerveau au point de vue physiolo-
« gique, d'une part, la gravité des lésions anatomiques qui s'y
« développent sous l'influence de l'encéphalite interstitielle dif-
« fuse, constituent des raisons suffisantes pour expliquer les
« modifications intenses que subit l'organisme tout entier dans
« le cours de la maladie.

« Ces modifications peuvent se produire :

« *a)* Soit par voie directe.	Attaque apoplectiforme.	
	— épileptiforme.	
	Vices de la nutrition et troubles trophiques.	Escarres. Marasme paralytique. Etat colliquatif (diarrhée finale)

« *b)* Soit par voie indirecte, en raison du mauvais état général
« qui prédispose à l'auto-intoxication, aux accidents pulmo-
« naires, à l'éclosion des maladies infectieuses, à l'infection
« purulente, à l'ictère grave. »

Le récent traité de pathologie générale publié sous la direction de Bouchard, nous fournira un certain nombre de données intéressantes, que nous utiliserons au cours de notre étude.

ÉTUDE DES CAUSES DE LA MORT DANS LA PARALYSIE GÉNÉRALE

I. — Mort subite et Suicide.

Il est une terminaison de la paralysie générale que nous ne pouvons omettre. Il est rare sans doute, ce mode de terminaison ; certes il est exceptionnel ; en vérité, c'est là ce qui fait son intérêt capital et nous oblige à insister sur ce point. Nous voulons parler de la mort subite dans la paralysie générale. Elle est un peu dans l'ombre, dans la médecine légale générale ; elle joue cependant un rôle important qui la met en pleine lumière dans la médecine légale spéciale des asiles publics d'aliénés, comme des maisons de santé particulières. Elle doit être connue, bien connue, vulgarisée même en médecine légale ; car elle peut quelquefois fournir une solution à des questions judiciaires. Une accusation peut peser sur un gardien, sur l'entourage, il faut savoir que la mort subite éclate dans l'évolution d'une paralysie générale, encore à la deuxième et même à la première période. Les médecins des asiles d'aliénés si bien placés pour observer ce mode de terminaison, ne sauraient trop fournir d'observations à la médecine légale. Quelques-unes ont dû passer sous silence, en bénéficiant d'un doute dans l'esprit du médecin traitant, ne trouvant rien pour expliquer cette mort subite et soupçonnant vaguement quelque cause encore obscure du domaine de la pathologie générale.

MM. Fabre, Motet, Paul Garnier, Vallon, Masbrenier, Christian, Pouchet, Briand ont observé la mort subite dans la paralysie générale et ont fait des autopsies négatives à ce sujet.

M. le Dr Sérieux en a constaté deux cas.

M. le Dr Guérin en a publié un cas.

Et d'abord qu'est-ce que la mort subite? Une mort rapide, imprévue, frappant brusquement, inopinément un sujet bien portant ou atteint d'une affection, tout à fait incapable d'expliquer cette mort. Or les paralytiques généraux, s'ils ne sont des sujets bien portants, sont du moins atteints d'une affection incapable d'expliquer la mort subite. Le paralytique général, aussi bien que l'aliéné vésanique, *stricto sensu,* n'est pas, au point de vue de la mort, un malade au même titre qu'un pneumonique, un typhoïdique, un varioleux, un cardiaque, et tout le monde sait que les maladies mentales, comme la paralysie générale, ne préoccupent guère la famille ou l'entourage du malade qu'au sujet de cette mort, pour ainsi dire morale et intellectuelle, mort psychique, extinction de l'être sentant, pensant et voulant, par opposition à la mort physique dont la crainte terrifie la famille ou l'entourage d'un malade ordinaire ou d'un blessé.

Lorsque la cachexie, une attaque apoplectiforme ou épileptiforme, une pneumonie même, une broncho-pneumonie mettent enfin un terme à la lamentable existence d'un être humain réduit depuis longtemps déjà à l'état végétatif, en vérité c'est la cachexie. C'est cette attaque apoplectiforme ou épileptiforme, c'est cette pneumonie que l'on considère comme la cause immédiate et réelle de la mort et non la paralysie générale: elle n'est pas plus ici responsable de la mort que l'artério-sclérose ne l'est du dénouement fatal d'une hémorragie cérébrale. La paralysie générale implique une mort à longue échéance, à moins qu'il ne surgisse une complication qui emporte le malade.

Ainsi éclate une hémorragie cérébrale, une attaque apoplectiforme ou épileptiforme, accidents mortels auxquels était exposé, préparé, prédisposé le malade par sa méningo-encéphalite chronique.

Ainsi éclate un délire aigu avec une température de 40°, une fureur maniaque, qui rapidement aboutissent à un dénouement fatal. La cause de cette mort rapide est évidente ici. Le malade a succombé à un accident fréquent dans la maladie dont il était atteint. Ces accidents satisfont le clinicien. Mais il est des cas où il n'en est pas de même. Un paralytique général, dont l'état physique est relativement excellent, tombe inanimé, foudroyé, en se levant de sa chaise ou de son fauteuil où il était assis. Le médecin traitant ne peut que constater la mort, et cette mort est une mort subite. Une question se pose. Quelle est la cause de cette mort? Le malade avait été soumis maintes fois à un examen physique et psychique, aussi complets l'un que l'autre. Il était le sujet d'une observation constante et minutieuse. On a pris sa température; on l'a ausculté soigneusement: rien ne faisait prévoir un tel accident. Naturellement, devant cette explication pressante d'une mort subite, le paralytique général est redevenu un sujet normal; on fait abstraction de sa méningo-encéphalite; on invoque les causes ordinaires de la mort subite; en outre, on considère que le malade, étant hospitalisé dans un asile, a été l'objet d'une surveillance et d'une observation persévérantes, attentives et continues. L'auscultation du cœur était restée négative; aussi négative était l'analyse des urines; aucun incident n'était venu troubler l'état général du malade, depuis son entrée à l'asile. Il n'y a rien, comme antécédents personnels pathologiques, qui puisse éclairer.

L'autopsie est pratiquée: l'examen de tous les viscères est aussi négatif; il n'y a rien; l'on ne trouve absolument rien, si ce n'est la lésion caractéristique de la méningo-encéphalite chronique. Est-ce satisfaisant? Est-ce suffisant? Non, certes. On n'a pas encore fait jouer à la paralysie générale un rôle assez important, pour expliquer la mort subite.

Et cependant de quoi donc est mort le malade? En vain, l'on fait appel à une embolie, à un anévrisme de l'aorte, à une insuffisance aortique, à une hémorragie cérébrale; en vain, l'on parcourt en tous sens le domaine de la pathologie interne générale, l'autopsie donne un éclatant démenti aux diverses hypothèses que l'on tente d'échafauder. Pas de dégénérescence graisseuse du cœur; aucune lésion valvulaire; aucune péricardite ancienne. Comment expliquer cette mort subite, enfin? Certes, il n'en manque point de cas de mort subite, inexplicable, et qu'on ne puisse attribuer à une affection qui ait ce mode de terminaison.

Cependant, les lésions cérébrales, caractéristiques de la méningo-encéphalite, ne doivent-elles pas fournir une solution sinon facile, au moins possible et vraisemblable, au difficile problème de la mort subite? Il ne faut pas oublier l'observation de mort subite dans la méningite, qui figure dans le manuel de médecine légale de M. le Dr Vibert. Il ne faut pas oublier surtout que les troubles de la circulation de l'encéphale, résultat de la thrombose et de la dégénérescence athéromateuse étendue des vaisseaux, peuvent déterminer la mort subite. Enfin, si l'introduction du spéculum a pu causer la mort subite chez des femmes, où l'autopsie n'a révélé aucune lésion satisfaisante, il ne faut pas trop s'étonner d'un tel accident chez des paralytiques généraux qui, en dépit d'un appareil digestif, d'un appareil respiratoire, d'un appareil circulatoire à peu près intacts, présentent des lésions cérébrales aussi profondes, des lésions nerveuses aussi multiples et aussi retentissantes.

Nous devons à M. le Dr Maurice Dide une observation de mort subite.

R..., Louis-Lucien, 40 ans, représentant de commerce, entré à Ville-Évrard, le 29 novembre 1897.

Hôpital Necker, 26 novembre 1897.

... est atteint de paralysie générale et que son état nécessite son placement dans un asile spécial. Son voisinage étant dangereux pour les autres malades, son transfert d'urgence s'impose.

Dr Huchard.

Sainte-Anne, 28 novembre 1897.

Est atteint de paralysie générale avec préoccupations hypocondriaques: plaintes, lamentations, tendances au suicide.

Dr Magnan.

Ville-Évrard, 30 novembre 1897.

Est atteint de paralysie générale avec affaiblissement intellectuel et conceptions délirantes hypocondriaques.

A maintenir.

Dr Marandon de Montyel.

Ville-Évrard, 14 décembre 1897.

Même que ci-dessus.

Ce malade était un type de paralytique général à forme hypocondriaque; il s'imaginait constamment être dans un état de putréfaction profond. Croyait avoir une roue de bicyclette dans son ventre; à plusieurs reprises il refusa de se nourrir et l'on fut obligé de lui passer la sonde œsophagienne.

Il présenta dans l'hiver de 1897 toute une série de furoncles de la région lombo-sacrée, qui nécessitèrent son alitement; une escarre ne tarda pas à se produire, mais, fait digne de remarque, cette escarre pourtant très étendue évolua vers la guérison. Si bien que le malade put se relever; il semblait même reprendre un peu; était sorti du mutisme où il restait renfermé depuis longtemps, semblait avoir conservé un vague souvenir de la situation assez importante qu'il avait jadis occupée.

Le 8 avril, au moment de se mettre à table, il se plaint d'avoir froid et demande qu'on le couche. Nous sommes immédiatement appelé et l'examen auquel nous nous livrons reste sans constatation positive.

Il meurt subitement, une heure plus tard, à la deuxième période de l'affection.

Autopsie. — Tous les organes paraissent absolument sains; il n'existe même pas de congestion hypostatique de la base des poumons. Le cœur est normal, ne présente point de surcharge graisseuse.

Il existe seulement au niveau des méninges crâniennes des lésions marquées de paralysie générale; adhérences de la pie-mère aux circonvolutions sous-jacentes qui s'enlèvent par places.

Rien en somme pour expliquer la mort subite.

Restons sur le terrain de la médecine légale, où nous venons de nous placer.

Nous ne pouvons passer sous silence un mode de terminaison, d'ailleurs rare, qui présente quelque intérêt pour la médecine légale.

Nous voulons parler du suicide dans la paralysie générale. Il aurait dans une statistique des causes de mort de cette affection un chiffre relativement faible. Le suicide est très rare, en effet, chez les paralytiques généraux.

L'on sait qu'en pathologie mentale le suicide est l'apanage de la mélancolie, que les mélancoliques constituent la classe d'aliénés, qui nécessitent une surveillance extrêmement rigoureuse, dont le moindre relâchement, ne fût-ce que de quelques secondes, peut causer la mort du malade.

Or, le délire mélancolique est l'un des délires qui viennent se greffer sur la démence paralytique. On sait en effet que l'affaiblissement des facultés constitue le trouble psychique, essentiel et fondamental, de la paralysie générale, et que sur ce fond démentiel se développent des délires, phénomènes surajoutés, tous mobiles, absurdes et contradictoires, trahissant le fond démentiel sur lequel ils évoluent. Le délire de la paralysie générale peut revêtir la forme maniaque, souvent avec idées de grandeur; la forme hypocondriaque, quelquefois avec idées de négation; la forme mélancolique, souvent avec idées de persécution ou idées mystiques.

Quand, sur le fond démentiel, résultant de l'affaiblissement progressif et généralisé des facultés, vient se greffer un délire mélancolique, alors il peut y avoir idées de culpabilité, de ruine, de damnation, de suicide, le suicide est à prévoir, ainsi que dans la mélancolie. Le suicide étant fréquent dans la mélancolie, l'est aussi dans la paralysie générale dont le délire revêt la forme mélancolique. Ici cependant le suicide a un caractère spécial, qui n'est que celui de la forme délirante, à laquelle il appartient. Les délires de la paralysie générale sont absurdes et contradictoires ; le délire mélancolique de la paralysie générale est absurde et contradictoire ; le suicide de cette forme mélancolique est lui-même absurde et contradictoire. Ainsi tel paralytique général annonce à tout son entourage qu'il va se suicider par asphyxie au moyen du charbon, parce que son domestique n'est pas encore rentré, puis fait ses préparatifs, ferme la clef de son poêle, et, réfléchissant que la fumée va noircir ses rideaux, court ouvrir les fenêtres. Ici les tentatives de suicide sont bien plus fréquentes et l'emportent de beaucoup sur les suicides.

II. — Mort par phénomènes infectieux.

Les causes occasionnelles de mort dans la paralysie générale ont été peu étudiées dans ces derniers temps ; nous n'avons guère trouvé que le travail de Guérin cité plus haut qui en fasse mention.

Mais le rôle d'une affection générale cachectisante et au plus haut point d'une affection organique du système nerveux est considérable dans l'étiologie d'une infection.

L'expérience classique qui consiste à sectionner les nerfs d'un organe et à provoquer alors une infection grave à ce niveau avec des cultures atténuées est classique.

Charrin, dans le traité de Pathologie générale de *Bouchard,* dit très bien : « Il faut savoir convenir, et cela au risque de diminuer le rôle des microbes, du moins aux yeux de ceux qui ne veulent pas saisir les positions des questions, il faut savoir convenir, dis-je, que dans les affections de chaque jour, dans les inflammations de la bouche, du pharynx, de la plèvre, de la peau, etc., les bactéries assurément interviennent, mais le plus souvent elles agissent, lorsqu'une prédisposition innée, l'espèce, la race, le sexe, l'hérédité, la constitution, le tempérament, lorsque les causes occasionnelles viennent agir sur l'organisme, en particulier sur le système nerveux. Ce système, à son tour, répond en modifiant, grâce surtout à son action sur la nutrition, sur les secrétions, sur les vaso-moteurs et les humeurs, et les mouvements cellulaires. Ce sont ces conditions qui dominent ; ce sont elles dont il faudrait s'appliquer à débrouiller les détails pathogéniques, car elles dépassent en influence, dans nombre de cas, les variations de virulence dont cependant nous n'avons jamais méconnu la valeur. » Cet exposé magistral nous dispensera de longs développements, car nous connaissons peu d'affections où elles soient plus souvent réunies que dans la paralysie générale où toute la corticalité est atteinte, et où il est vraisemblable que pas un élément du système nerveux n'est sain.

C'est là, croyons-nous, qu'il faut chercher l'explication des phénomènes infectieux d'une exceptionnelle gravité, qui éclatent chez les paralytiques généraux et qui causent presque toujours leur mort. Cette mort survient parfois subitement, ainsi qu'il ressort de l'observation suivante de la thèse de Guérin, avec un épanchement pleural et péricardique, et on doit à notre sens considérer les productions de cette nature comme infectieuses. Quant à la suivante, due à notre ami Maurice Dide, elle nous offre un bel exemple de méningite cérébro-spinale.

Observation I

Guérin, 1892. (La partie clinique est abrégée.)

Th..., 54 ans, ferblantier.

Paralysie générale à la première période.

Le 3 avril 1891, épistaxis abondante, vomissements de sang; écoulement de sang par l'oreille.

Dix jours après, le malade en se promenant sous la galerie de son quartier meurt pendant une hémophtysie.

Autopsie. — Adhérences pleurales dans toute l'étendue du poumon gauche, en un point épaississement fibreux pleural d'un centimètre ; s'étendant sur 4 centimètres en tous sens. Au milieu de cet épaississement existe un noyau tuberculeux du volume d'un petit pois.

Poumon droit rétracté diminué de moitié de son volume normal.

Épanchement abondant dans le plèvre droite en même temps qu'il existe des adhérences; donc, pleurésie droite enkystée en plusieurs points.

Cœur. — Poids total, 760 grammes, extraordinairement volumineux. Cœur droit à peu près normal. Cœur gauche a les parois ventriculaires d'une épaisseur de 2 centimètres et demi, pas de lésions mitrales, pas d'insuffisance aortique.

Crosse de l'aorte et valvules sigmoïdes présentent de nombreuses plaques d'athérome.

Péricarde. — Épanchement séreux sans teinte hémorragique très abondant.

Foie. — Poids 1,850 grammes en état de transformation graisseuse peu avancée, se décortique facilement.

Rate. — 230 grammes. Capsule épaissie rugueuse, grisâtre, tronc plus résistant que normalement.

Rein gauche. — 200 grammes, se décortique facilement.

Rein droit. — 125 grammes, ne se décortique pas.

Cerveau. — 1,285 grammes. Méninges et circonvolutions plus infiltrées de sang que normalement. Substance corticale peu altérée. Sclérose à peine commençante, en certains points. Le noyau lenticulaire du côté droit est le siège d'un foyer hémorragique assez récent qui occupe toute la hauteur sur une faible largeur.

OBSERVATION II (inédite).

Maurice DIDE

Paralysie générale. — Méningite cérébro-spinale.

M..., Isidore, 49 ans, antiquaire. Entré à Ville-Évrard, le 22 novembre 1897.

Préfecture police, 30 octobre 1897.

Affaiblissement intellectuel. Syphilis (?). Propos incohérents. Inconsscience. Malpropreté. Inégalité pupillaire. Arrêté pour abus de confiance. Reconnu coupable et condamné à 10 mois de prison; la peine a commencé le 21 septembre dernier et expire le 12 mai 1899, le sieur M... ayant à subir deux autres condamnations, l'une à 6 mois, l'autre à 4 mois pour délits de même nature.

Dr LEGRAS.

Sainte-Anne, 31 octobre 1897.

Est atteint d'affaiblissement des facultés mentales avec confusion dans les idées, propos incohérents, conscience très incomplète de ses actes. Ce malade vient de Mazas.

Dr MAGNAN.

Sainte-Anne, 14 novembre 1897.

Est atteint d'affaiblissement des facultés mentales avec incohérence, nulle conscience de ses actes. Ce malade doit être maintenu.

Dr MAGNAN.

Ville-Évrard, 23 novembre 1897.

Est atteint de syphilis cérébrale avec affaiblissement intellectuel et inconscience de ses actes. A maintenir.

Dr M. de Montyel.

Ville-Évrard, 7 décembre 1897.

Même que ci-dessus.

Dr Marandon de Montyel.

Le diagnostic de syphilis cérébrale porté au début en l'absence de signes certains de paralysie générale fut ensuite reformé par l'évolution de la maladie, et vu l'inefficacité absolue du traitement spécifique. Le malade est couché depuis deux mois environ avec de l'inégalité pupillaire, un embarras de la parole des plus prononcés.

Rien n'avait attiré l'attention du service sur son état, quand le 5 juin, il meurt subitement pendant que l'infirmier le changeait. Il avait depuis longtemps un léger escarre sacré.

Autopsie. — Méningite cérébro-spinale : il existe du pus verdâtre légèrement fétide très adhérent, compact, visqueux, sur toute la substance cérébrale, surtout à la base, de même que dans la fosse cérébelleuse. A ce niveau et se continuant à la partie antérieure de la protubérance et du bulbe, il existe une hémorragie récente en nappe due à la rupture de vaisseaux méningés de la région. Le pus ayant les mêmes caractères que ci-dessus se rencontre dans les méninges rachidiennes et se continue jusqu'à la queue de cheval. Aucune trace de gomme, ni de foyers anciens de ramollissement ou d'hémorragie n'ont été constatés pas plus dans le cortex que sur les coupes de Fleshsing et de Brissaud.

Le foie est volumineux, il est gras.

Les autres organes paraissent normaux.

Il nous est possible de donner maintenant un certain nombre d'observations où les malades ont succombé à des affections pulmonaires, qui ont pu être diagnostiquées pendant la vie ; toutes, sauf une, sont suivies d'autopsie, nous espérons qu'on nous pardonnera de publier celle où l'autopsie manque, en raison des symptômes cliniques exactement notés.

Dans l'observation de G..., la pneumonie était doublement secondaire — si nous osons employer cette expression — puisque le malade était en même temps brightique et paralytique.

Observation III (originale).

Paralysie générale. — Mal de Bright. — Pneumonie.

G..., Henri-Paul, 38 ans, cordonnier.
Entré à Ville-Évrard le 28 juillet 1897.

Préfecture police, 25 juillet 1897.

Troubles intellectuels et physiques qui paraissent liés à une affection syphilitique. Appoint alcoolique. Affaiblissement de la mémoire. Attaques épileptiformes? Mouvements choréiques. Refus de nourriture. Insomnie. Hallucinations. Inconscience. Menaces et violences envers les personnes. A essayé de frapper avec un tranchet une de ses voisines.

Dr Legras.

Sainte-Anne, 26 juillet 1897.

Est atteint d'affaiblissement des facultés mentales avec alternatives d'excitation et de dépression, préoccupations hypocondriaques, idées de satisfaction et de persécution; excitation par intervalles. Pupilles resserrées et inégales; légère hésitation de la parole. Mouvements choréiformes.

Magnan.

Ville-Évrard, 29 juillet 1897.

Est atteint de paralysie générale syphilitique avec affaiblissement intellectuel, idées de satisfaction et conceptions délirantes hypocondriaques. A maintenir.

Marandon de Montyel.

Ville-Évrard, 12 août 1897.

Même que ci-dessus.

Marandon de Montyel.

Ville-Évrard, 16 août 1897.

Même que 29 juillet.

Marandon de Montyel.

Le malade était à la deuxième période; son état mental s'était modifié dans ces temps derniers : les conceptions délirantes avaient disparu et avaient fait place à un affaiblissement intellectuel simplement très marqué.

Chez ce malade les réflexes étaient abolis, le signe de Romberg existait si bien, que l'hypothèse d'un tabes compliquant la paralysie générale avait pu être sérieusement agitée ; cependant les autres signes de sclérose des cordons postérieurs manquaient, si l'on en excepte celui de Argyl Robertson, qui ne saurait compter pour différencier les deux maladies.

Mai 1898

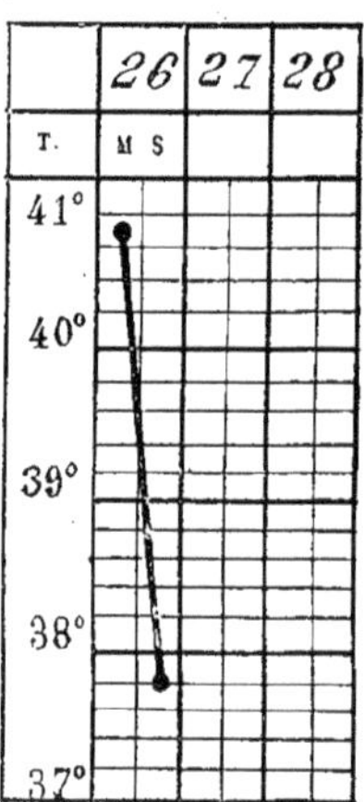

Depuis le début du mal on avait remarqué, chez ce malade, un œdème marqué des jambes ; les urines analysées montrèrent de l'albumine en quantité appréciable, l'auscultation du cœur permit d'entendre un bruit de galop des plus nets avec une augmentation de la matité précordiale.

Le 26 mai, le malade est pris d'une dyspnée intense ; l'auscultation révèle dans l'aisselle gauche la présence de râles crépitants typiques avec matité de la région.

Le diagnostic de pneumonie chez un brightique paralytique général est porté ; le pronostic funeste que nous croyons pouvoir affirmer avec notre collègue Pélas est confirmé par la mort qui survient dans la nuit du 26 au 27 mai.

Détail curieux : la température avait baissé à 38° au moment de la mort.

Autopsie. — Adhérences de la pie-mère crânienne au niveau des lobes frontaux surtout.

Pneumonie à la période d'hépatisation rouge limitée à la partie supérieure du lobe inférieur gauche.

Les reins sont de volume normal ; mais la capsule est adhérente, le parenchyme cortical en est très pâle.

La moelle n'a pas encore été examinée au microscope.

Les autres organes semblent normaux.

Observation IV (originale).

Paralysie générale. — Broncho-pneumonie.

G... Alexandre-Georges, 34 ans.

Entré à Ville-Evrard le 9 mars 1896.

Préfecture police, 7 mars 1896.

Paralysie générale. Affaiblissement des facultés. Divagations. Idées délirantes de grandeur et de richesses. Excitation passagère. Voies de fait sur sa maîtresse. Troubles de la parole. Inégalité pupillaire. Il possède des mines de diamants.

Dr Legras.

Sainte-Anne, 8 mars 1896.

Est atteint de paralysie générale avec idées ambitieuses et de persécution, excitation passagère. Hésitation de la parole, inégalité pupillaire.

Dr Magnan.

Ville-Évrard, 10 mars 1896.

Est atteint de paralysie générale avec affaiblissement intellectuel et conceptions délirantes de persécution. A maintenir.

Dr Marandon de Montyel.

Ville-Évrard, 24 mars 1896.

Même que ci-dessus.

Dr Marandon de Montyel.

Ville-Évrard, 17 octobre 1896.

Même que le 10 mars 1896. Affection absolument incurable.

Dr Marandon de Montyel.

Ville-Évrard, 21 juillet 1897.

Même que ci-dessus.

Dr Marandon de Montyel.

Le 4 juin 1898 nous sommes appelé auprès du malade qui a 39° de température.

Le malade couché depuis peu était gâteux depuis longtemps déjà : se présentait donc comme un paralytique général au début de la 3e période.

Juin 1898

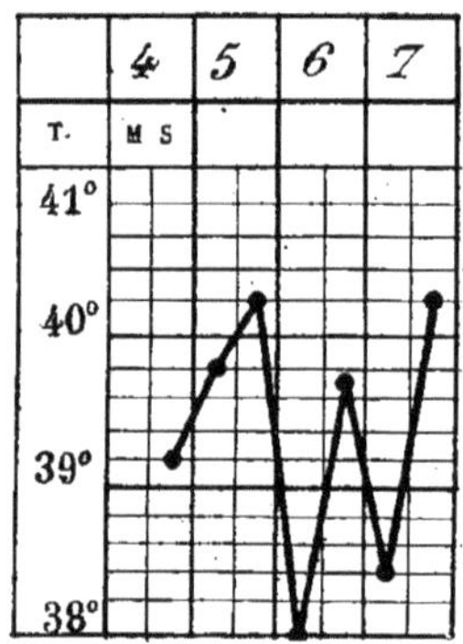

La dyspnée extrêmement intense dont il souffre attire d'abord notre attention du côté du poumon ; la percussion des deux bases montre de la matité. A l'auscultation, bruit de tempête dans toute l'étendue du poumon avec, surtout à la base droite, un souffle bien net, ce dernier dans les jours qui suivent se déplace quelque peu ; le jour de la mort on l'entendait aussi à gauche.

Diagnostic : broncho-pneumonie double.

L'autopsie n'a pu être faite par suite d'opposition de la famille.

Observation V (originale).

Paralysie générale alcoolique. — Pneumonie lobaire.

H... Charles-Louis, 45 ans, palefrenier.
Entré à Ville-Évrard, le 22 mars 1897.

Préfecture police, 13 mars 1897.

Alcoolisme. Excès d'absinthe. Accès convulsifs. Hallucinations. Insomnie, Idées de suicide. Affaiblissement intellectuel. Légère inégalité pupillaire. Tremblement des mains.

Dr Legras.

Sainte-Anne, 14 mars 1897.

Est atteint d'alcoolisme chronique avec accès subaigu, hallucinations nocturnes, bouffées ambitieuses par intervalles. Inégalité pupillaire, quelques accrocs de la parole. Attaques épileptiformes. Tendances à la paralysie générale.

Dr Magnan.

Ville-Évrard, 23 mars 1897.

Est atteint d'alcoolisme paralytique avec confusion mentale. A maintenir.

Dr Marandon de Montyel.

Ville-Évrard, 6 avril 1897.

Même que ci-dessus.

Dr Marandon de Montyel.

L'observation de ce malade semble calquée sur celle de P... Après avoir présenté des symptômes d'alcoolisme subaigu greffés sur un terrain altéré par l'alcoolisme chronique, le malade privé d'alcool après son internement ne garde plus que les signes de son intoxication ancienne et présente bientôt des signes d'alcoolisme paralytique.

Au moment de notre entrée dans le service, n'étaient les antécédents, il serait impossible de le distinguer des paralytiques généraux à la 3e période couchés à côté de lui.

Le 6 mai 1898 nous sommes appelé auprès de lui et nous trouvons les signes suivants :

A gauche, depuis la partie moyenne du thorax, matité absolue. A l'auscultation, souffle tubaire extrêmement intense, 50 respirations par minute.

Le cœur paraît normal. Le pouls dépasse 130 pulsations.

Juin 1898

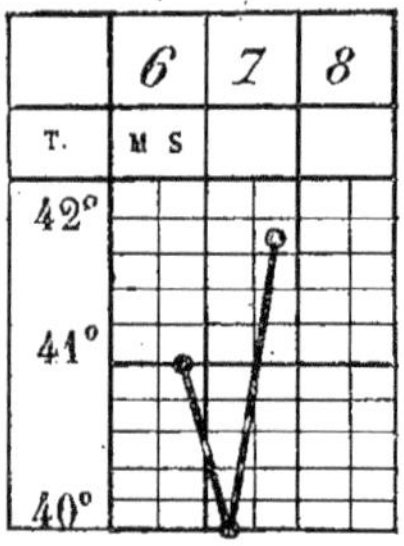

	6	7	8
T.	M S		
42°			
41°			
40°			

Il est à peu près certain que P... était malade depuis plusieurs jours.

Le lendemain soir le malade meurt avec une température de 41°,6.

Autopsie. — La moelle paraît normale.

Au niveau du cerveau les méninges sont partout très adhérentes et la décortication entraîne des parcelles de substance cérébrale.

La plèvre gauche est adhérente. Le poumon gauche présente dans tout le lobe inférieur des lésions d'hépatisation grise ; le parenchyme à la coupe est grenu et du pus s'échappe de toute la surface ; la coloration est d'un gris roussâtre ; l'odeur est très fétide ; un fragment prélevé va au fond de l'eau.

Observation VI (originale).

Paralysie générale alcoolique. — Pneumonie lobaire droite.

P..., Antoine, 46 ans, marchand d'habits, entré à Ville-Évrard, le 26 juillet 1896.

Préfecture police, 21 septembre 1896.

Alcoolisme chronique. Affaiblissement intellectuel. Insomnie. Cauchemars. Inconscience. Hallucinations. Peurs imaginaires. Pituites. Tremblement des mains. Arrêté pour vagabondage. A essayé de se pendre à un bec de gaz parce qu'on lui a fait peur de la mort *(sic).*

Dr LEGRAS.

Sainte-Anne, 22 septembre 1896.

Est atteint d'alcoolisme chronique, hallucinations. « On voulait lui donner un coup de couteau et lui percer le ventre... il a voulu se pendre à un bec de gaz ». Tremblement des doigts.

Dr DAGONET.

Ville-Évrard, 27 septembre 1896.

Est atteint d'alcoolisme paralytique avec affaiblissement intellectuel. A maintenir.

Dr MARANDON DE MONTYEL.

Ville-Évrard, 11 octobre 1896.

Même que ci-dessus.

Dr MARANDON DE MONTYEL.

Ville-Évrard, 8 juin 1897.

Est atteint d'alcoolisme paralytique avec affaiblissement intellectuel. N'est pas en état d'être transféré.

Dr MARANDON DE MONTYEL.

Le malade précédent offre un bel exemple à l'appui de la théorie qui considère que l'alcool peut à lui seul produire une paralysie générale typique ayant évolué jusqu'à la troisième période ; les cas ne sont pas rares où l'on voit un malade présenter d'abord des signes d'alcoolisme aigu qui deviendra de l'alcoolisme chronique, l'individu continuant à s'intoxiquer. Dans notre cas, il est indubitable que les cauchemars, les pituites, le tremblement des mains sont des symptômes d'alcoolisme, peu à peu ces signes ont, sous les yeux du Dr Marandon de Montyel, évolué vers la paralysie générale. A l'époque où nous sommes entré dans le service, le tableau symptomatique de cette affection au troisième degré est au complet.

Le malade couché depuis plusieurs semaines était complètement dément, les tentations qu'il faisait pour parler n'aboutissaient qu'à l'émission de sons inarticulés, l'embarras de la parole était à son summum. L'état de contracture des jambes ayant fait suite à une exagération des réflexes patellaires, était tel que l'extension absolue était complètement impossible, le membre inférieur restant toujours dans un état intermédiaire entre la flexion et l'extension ; cet état a été remarquablement décrit par Trenel, aujourd'hui médecin adjoint des asiles d'aliénés de Rouen ; les réflexes restaient exagérés au genou tandis que les réflexes pupillaires, tant de l'accommodation que de la lumière, étaient abolis, le réflexe cornéen était normal.

Il est complètement gâteux.

Le 7 juin 1898 nous sommes appelé, le malade ayant eu 40° de température. L'exploration des organes reste muette, et, supposant que l'hyperthermie est due à une congestion méningée, nous donnons, suivant la méthode du Dr Marandon de Montyel, 3 grammes d'antipyrine. Le soir même, la température est tombée à la normale, pour descendre le lendemain matin un peu au-dessous de 37°.

Juin 1898

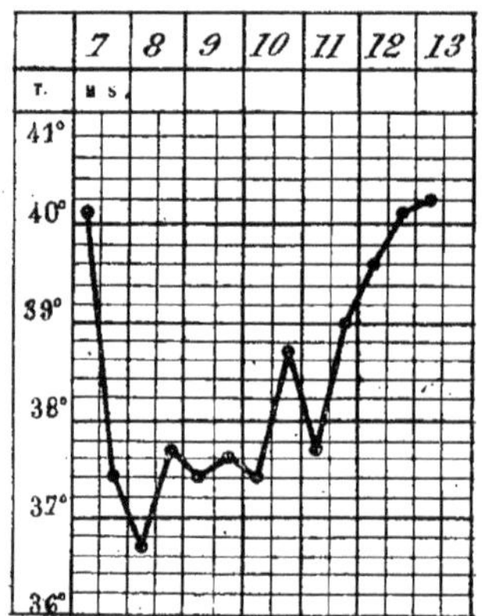

Le 10 juin, le malade fait le soir 38°,8. La percussion de la base droite permet de constater l'existence d'une matité nette, et l'auscultation montre des râles fins éclatant par bouffées augmentées par la toux.

Le lendemain soir, malgré une rémission thermique survenue le matin, la matité à droite est plus étendue et l'auscultation révèle un souffle nettement tubaire.

La dyspnée est extrêmement intense, le pouls très rapide. Les symptômes restent les mêmes jusqu'au surlendemain, quand le malade meurt le 13 juin à 9 heures du matin.

Le diagnostic de pneumonie lobaire du lobe inférieur droit avait été posé.

Antérieurement à l'affection qui a été la cause immédiate de la mort, une escarre sacrée s'était produite, laquelle avait, dans les derniers temps, pris des proportions épouvantables; des troubles trophiques avaient évolué dans les jours derniers de sa vie, un mal perforant, talonier, était arrivé à la période de sphacèle sans que l'élimination du sphacèle ait eu le temps de se produire; le fait est intéressant en ce sens que notre maître a souvent attiré notre attention sur ce fait, que la paralysie générale ayant une étiologie alcoolique est beaucoup plus souvent accompagnée de troubles trophiques que la paralysie générale d'origine syphilitique.

L'autopsie a montré des adhérences méningées extrêmement étendues; au niveau du cerveau, qui est diminué de volume, nouvelle confirmation du diagnostic que la clinique rendait d'ailleurs évident.

Au niveau du poumon on constate dans le lobe inférieur droit, des lésions évidentes de pneumonie lobaire; la couleur en est rouge foncé, grisâtre par endroit, la consistance est dure, et pourtant le tissu friable se déchire facilement; à la coupe, on voit sourdre un exsudat épais; à jour frisant on voit de petites bosselures assez nettes; la densité de l'organe est considérablement accrue et un morceau va rapidement au fond de l'eau.

Les autres organes sont normaux macroscopiquement.

Il est permis de remarquer avec quelle rapidité cette pneumonie est arrivée à la fin du stade d'hépatisation rouge.

Observation VII (originale).

Paralysie générale. — Broncho-pneumonie double. — Symphise cardiaque.

S..., A.-Gustave, 46 ans, employé, entré à Ville-Évrard, le 21 septembre 1895.

Hôpital Lariboisière, 19 septembre 1895.

Est atteint de démence paralytique et doit être transféré dans un asile spécial.

Dr Béclère.

Sainte-Anne, 20 septembre 1895.

Est atteint de paralysie générale progressive.

Dr Dagonet.

Ville-Évrard, 21 septembre 1895.

Est atteint de paralysie générale avec affaiblissement intellectuel et idées de satisfaction.

Dr Marandon de Montyel.

5 octobre 1895.

Même que ci-dessus.

Dr Marandon de Montyel.

10 octobre 1895.

Même que 21 septembre. Est incapable de s'occuper de ses affaires.

Dr Marandon de Montyel.

Le malade était couché depuis plusieurs mois, ayant atteint la troisième période de la paralysie générale. Il semblait jouir d'une santé physique suffisante, quand le 10 mai, nous sommes appelé auprès de lui, sa température ayant subitement monté; un examen méticuleux ne permet pas de constater des lésions bien marquées; à la percussion, on note dans la fosse sous-épineuse droite un peu de submatité, de même qu'à la base gauche; la respiration, à ces niveaux, est légèrement soufflante, sans toutefois qu'il soit permis de constater un souffle véritable; l'auscultation la plus soigneuse pratiquée à plusieurs reprises dans la journée avec notre ami Athanasiu ne permet de constater aucun autre signe.

Juin 1898

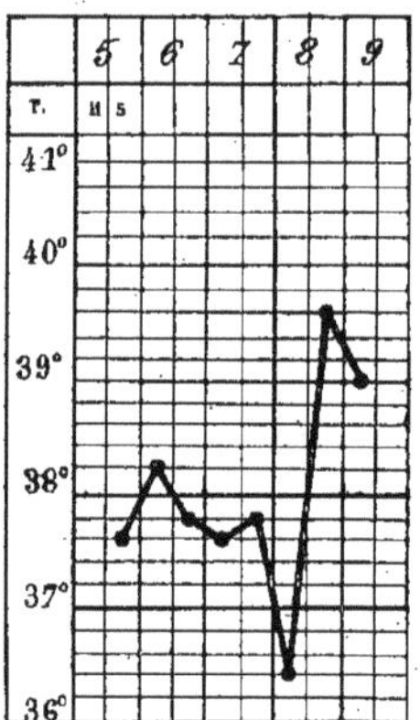

Le lendemain matin, les signes sont les mêmes avec, en plus, de la dyspnée qui la veille n'existait pas.

Le soir, le malade est très bas, la respiration est superficielle, la dyspnée très intense; le pouls est tout petit et très rapide. Une médication tonique est instituée, des ventouses sèches sont appliquées dans le dos, malgré cela la mort survient dans la nuit.

Autopsie. — Il existe une très grande quantité de liquide céphalo-rachidien qui s'échappe au moment où on coupe la dure-mère rachidienne pour enlever la moelle, celle-ci semble macroscopiquement normale.

La pie-mère cérébrale très adhérente presque partout, des dépôts laiteux très marqués sont sensibles au niveau des vaisseaux. Hydrocéphalie des ventricules.

Il existe des adhérences anciennes au niveau de la plèvre gauche.

Le cœur est complètement adhérent au péricarde, la symphyse cardiaque est absolue.

Les poumons, au niveau des deux bases, sont splénisés, massifs, leur parenchyme pressé laisse sourdre une abondante quantité de mucus ; des fragments vont au fond de l'eau ; les lésions occupent les deux lobes inférieurs droits et le lobe inférieur gauche.

Observation VIII (originale).

Paralysie générale. — Escarre. — Maux perforants. — Tuberculose pulmonaire. — Pyopneumothorax.

D..., Charles-Louis, 39 ans, comptable. Entré à Ville-Évrard, le 13 août 1891.

Je soussigné A. Neubauer, docteur en médecine, certifie que le sieur D., Charles-Louis, âgé de 39 ans, est atteint de paralysie générale. Son état nécessite son transport dans une maison de santé. En foi de quoi j'ai signé le présent certificat.

Dr Neubauer.

Ville-Évrard, 13 avril 1891.

Est atteint de démence paralytique, affaiblissement des facultés intellectuelles, embarras de la parole, impossibilité de coordonner ses idées; troubles de l'écriture.

Dr Kéraval.

Ville-Évrard, 28 avril 1891.

Est atteint de démence paralytique. A maintenir.

Dr Kéraval.

Ville-Évrard, 15 octobre 1892.

Est atteint de paralysie générale, est dans un état complet de démence et dans l'incapacité absolue de s'occuper de ses affaires.

Dr LEGRAIN.

Ville-Évrard, 8 mai 1894.

Est atteint de paralysie générale, affection incurable.

Dr MARANDON DE MONTYEL.

Ville-Évrard, 25 juin 1894.

Est atteint de démence paralytique, état général satisfaisant. Peut être transféré.

Dr MARANDON DE MONTYEL.

Ce malade a passé successivement, mais lentement, par les trois stades de la paralysie générale ; il est couché depuis plus d'un an, et a atteint le degré le plus extrême de la cachexie; il est d'une maigreur effrayante, ses yeux sont profondément enfoncés dans l'orbite. Les jambes sont squelettiques, très contracturées, la droite en adduction forcée, croisant un peu la gauche. Les réflexes restent exagérés au genou. Les réflexes oculaires sont abolis.

Mois de Mars 1898

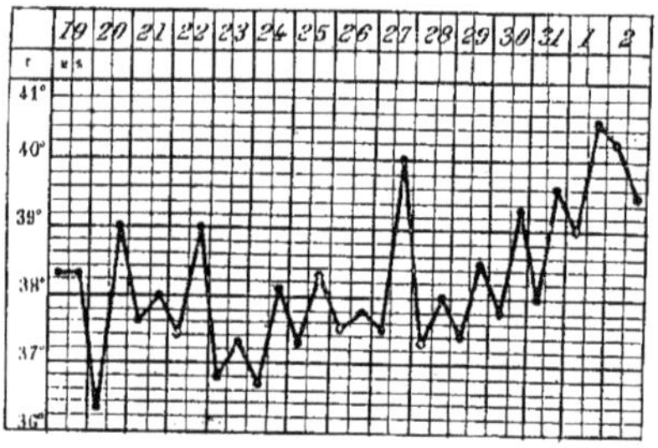

Depuis longtemps il présente une petite escarre sacrée qui, convenablement traitée, n'a pas de tendance à s'accroître. Il existe au niveau des pieds plusieurs maux perforants.

Depuis longtemps on connaissait chez lui l'existence d'une tuberculose pulmonaire à marche lente. Mais dans ces derniers temps l'état de contracture du malade rendait l'examen clinique difficile, ce qui excuse jusqu'à un certain point que nous n'ayons pas diagnostiqué le pneumothorax constaté à l'autopsie.

Le 17 avril, alors que le malade présentait depuis plusieurs jours de l'hyperthermie, nous sommes réveillé à 4 heures du matin, le malade présentant une abondante melœna; accident très rare au cours de la paralysie générale, puisque notre maître n'en a observé que 3 cas, depuis 25 ans. Le sang éliminé n'est pas coagulé, ni digéré; il a la couleur et l'aspect du sang veineux; le malade a perdu environ 500 grammes de sang. L'examen soigneux de la région nous permet d'écarter l'hypothèse de ruptures d'hémorroïdes. Le lendemain, nouvelle hémorragie de même nature. La température continue à monter progressivement jusqu'à atteindre 40°, sans qu'aucun symptôme alarmant ait attiré notre attention. Le malade meurt le 21 avril.

Autopsie. — Lésions totales de paralysie générale, cerveau atrophié; liquide ventriculaire en excès.

Tuberculose pulmonaire du 2e degré à gauche; à droite, une caverne s'est ouverte dans la plèvre et a produit un pyopneumothorax.

Le foie pèse 1,730, il semble présenter les altérations de cirrhose hypertrophique graisseuse.

La muqueuse du gros intestin présente, dans une étendue de 1 mètre, depuis la valvule iléo-cæcale, une teinte hémorragique avec petites érosions ponctiformes.

Observation IX (originale).

Maurice Dide

Paralysie générale. — Attaques convulsives. — Mort. — Tuberculose pulmonaire au début. — Thrombose du cœur.

L..., Gabriel-Marie-Albert, 46 ans, employé.
1re entrée à Ville-Évrard le 17 septembre 1894.

Je soussigné, docteur en médecine, lauréat de la Faculté de Paris, demeurant rue Gabrielle, 2, à Charenton, certifie avoir examiné l'état mental de M. L... Gabriel-Marie-Albert, habitant à Saint-Maurice, rue ..., et avoir constaté qu'il présentait les symptômes d'une paralysie générale au début compliquée d'alcoolisme et que, sous l'influence de cet état, il se livrait à des actes offensant la morale publique, comme se déshabiller dans les rues, se montrer nu à ses fenêtres et enfin il offre un certain degré de gâtisme.

En conséquence, je déclare qu'il est dangereux pour autrui, qu'il le deviendra peut-être pour les siens et qu'il y a lieu de l'interner dans un asile spécial pour y être traité.

Dr Clerval.

Saint-Maurice, le 14 septembre 1894.

Sainte-Anne, 15 septembre 1894.

Est atteint d'alcoolisme chronique, affaiblissement des facultés intellectuelles et de la mémoire. Idées incohérentes, actes inconscients, visions pénibles, croit voir sa maison s'écrouler; plaintes, crampes, tremblement des mains.

Dr Bouchereau.

Ville-Évrard, 18 septembre 1894.

Est atteint d'alcoolisme aigu en voie de guérison. A maintenir.

Dr Marandon de Montyel.

Ville-Évrard, 27 septembre 1894.

Même que ci-dessus.

2e *entrée* le 21 février 1896.

Préfecture police, 19 février 1896.

Affaiblissement intellectuel. Excès alcooliques. Excitation maniaque. Propos incohérents. Idées délirantes de richesses et de grandeur. Loquacité continuelle. Violences envers les personnes. Menaces de mort. Projets désordonnés. Blésité. Tremblement des mains. Déjà traité.

Dr Legras.

Sainte-Anne, 20 février 1896.

Est atteint d'alcoolisme chronique tendant à la paralysie générale, affaiblissement des facultés, idées ambitieuses et de persécution, sensiblerie, excitation, propos incohérents. Quelques accrocs dans la parole. Déjà traité.

Dr Magnan.

Ville-Évrard, 22 février 1896.

Est atteint de manie congestive avec violente agitation et conceptions délirantes de grandeur et de richesses. A maintenir.

Dr Marandon de Montyel.

Ville-Évrard, 7 mars 1896.

Même que ci-dessus.

Le diagnostic de paralysie générale n'était plus douteux dans ces derniers temps. Le malade était atteint d'une forme expansive; très agité avec idées de grandeur très prononcées; troubles moteurs accusés; il était cependant debout à la deuxième période de l'affection; plusieurs fois il avait présenté des attaques épileptiformes, de légère intensité; consécutivement à une série d'attaques de la sorte, il meurt. On n'eût pas manqué de considérer ces dernières comme cause de la mort, alors que l'autopsie nous a permis de constater l'existence d'altérations cardiaques non soupçonnées pendant la vie.

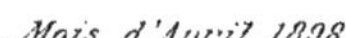

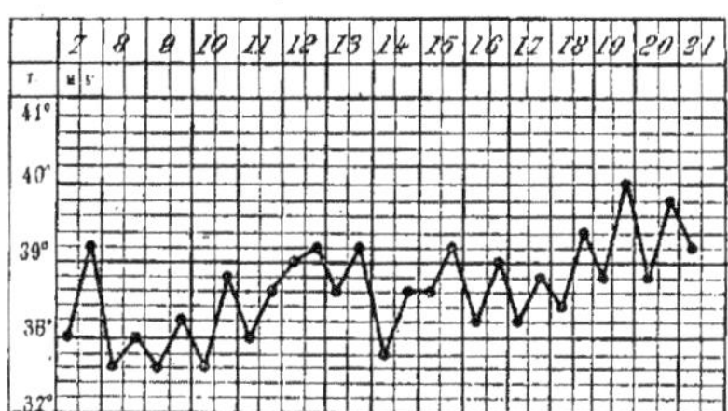

Autopsie. — Le 24 février 1898.

Cerveau. — Adhérences intimes de l'extrémité antérieure de la première circonvolution frontale au niveau de la scissure interhémisphérique : il est impossible de détacher complètement les deux hémisphères.

Dans le lobe frontal des deux côtés, adhérences de la pie-mère qui ne s'enlève qu'en arrachant de la substance cérébrale.

Corps pituitaire du volume d'un œuf de serin.

Cervelet. — Bulbe, protubérance et moelle sont normales.

Plèvres. — Multiples tubercules miliaires sur la plèvre viscérale.

Poumons. — Anthracnose très marquée ; emphysème au sommet et quelques très rares tubercules ; à la coupe les branches éliminent une grande quantité de mucus mais non de pus. Le lobe inférieur gauche est manifestement hépatisé et un fragment va au fond de l'eau.

Cœur. — Le cœur pèse 850 grammes. La paroi du cœur droit est très mince, au lieu que celle du cœur gauche est très hypertrophiée, la valvule mitrale présente de manifestes épaississements et l'insuffisance en est incontestable. Les deux valvules aortiques postérieures sont réunies en une seule ; le bord libre de ces valvules est un peu épaissi, mais leur paroi présente de remarquables perforations qui les découpent élégamment à la manière d'une dentelle.

Le cœur contenait, outre des caillots de fibrine qui se prolongent loin dans l'artère pulmonaire, des caillots rouges, surtout dans le cœur gauche.

La paroi antérieure du ventricule gauche présente une petite excroissance fibreuse dans la région de la pointe très adhérente à l'endocarde.

Foie 2,370 grammes, paraît graisseux.

Rate normale.

Rein gauche. — Le rein gauche présente une malformation originale, le hile n'existe pour ainsi dire pas, l'uretère sort séparément par la partie supérieure de son bord interne, tandis que les vaisseaux pénètrent ou sortent séparément par l'extrémité supérieure ; dans son ensemble il est globuleux et, à la coupe, les pyramides sont disposées concentriquement autour d'un bassinet central, très petit.

Le rein droit est normal.

III. — La mort par phénomènes en foyers dans la paralysie générale.

Se basant sur le résultat de 123 autopsies de paralysie générale, pratiquées à l'hôpital Préobajinsky (une grande partie de ces cas ont pu être suivis cliniquement), M. W. A. Muratow (Moscou) arrive aux conclusions suivantes :

1° Les affections en foyers, telles que hémorragies ou ramollissements, sont excessivement rares dans la paralysie générale (5 cas seulement sur 123); elles se manifestent par tels et tels symptômes en rapport avec la localisation du foyer ou passent entièrement sous silence. Ce n'est pas une complication, mais une juxtaposition de deux processus morbides : athéromasie cérébrale et encéphalite ;

2° Les symptômes locaux de la paralysie générale, sous forme d'accès épileptoïdes et épileptiformes, ne relèvent pas de quelques nouvelles complications, mais s'expliquent par l'extension du processus inflammatoire aux circonvolutions centrales (une action à distance n'est pas naturellement exclue, comme dans les autres affections cérébrales). Le choc immédiat dépend probablement de l'exagération des troubles nutritifs des cellules, qui de temps en temps sortent de leur état d'équilibre stable ;

3° Les crampes et les secousses cloniques des paralytiques généraux doivent être considérées, comme dans l'épilepsie, d'origine corticale (Zwangsbewegungen);

4° En dehors des lésions tabétiques, les troubles du sens musculaire et l'hémianesthésie passagère, qu'on observe parfois dans la paralysie générale, peuvent également être mis sur le compte de lésions corticales ;

5° Il existe une certaine analogie, au point de vue pathogénique, entre les phénomènes en foyer dans la paralysie générale, et dans les affections en foyer du cerveau : dans les deux cas nous avons affaire à l'action directe et indirecte du foyer (action à distance, irritation, dégénération).

M. le Dr Merjéwesky (Pétersbourg) est d'accord avec M. Muratow sur ce point, que les hémorragies et les ramollissements en foyer sont très rares dans la paralysie générale, mais il ne croit pas que les accès épileptiformes et apoplectiformes, qu'on observe si souvent dans cette affection, tiennent au trouble de la nutrition des cellules corticales. Il est beaucoup plus vraisemblable d'attribuer ces phénomènes aux oscillations de la pression intra-crânienne, dont les conditions sont profondément altérées sous l'influence des adhérences méningées (formation des vrais kystes, emprisonnement du liquide cérébral dans les sillons, oblitération de l'aqueduc de Sylvius, etc.)

Voici une première observation de ramollissement cérébral :

Observation X

Guérin

Fr..., Clémence, 33 ans.

Paralysie générale avérée.

12 juin 1884. Chute grave sur le sol; contusion de la région orbitaire externe gauche. Mort subite le soir à 7 heures et demie.

Autopsie. — Ecchymose au-dessus du sourcil gauche, le cuir chevelu présente à la face interne une attrition des parties molles sans lésions du tissu osseux.

Os frontal très épais à droite (2 centimètres environ), à gauche, il est réduit à 4 ou 5 millimètres.

Dure-mère très épaissie. Vaisseaux injectés de sang noir. Suffusion sanguine sur l'hémisphère gauche au niveau des circonvolutions pariétales ascendantes et du pli courbe, également à la face intérieure de la corne sphénoïdale.

Pie-mère injectée de sang noir, épaissie, très friable, happe un peu la substance grise.

Vaste foyer de ramollissement occupant toute la région frontale de l'hémisphère gauche et englobant l'extrémité antérieure du ventricule latéral, y compris le noyau coudé, la capsule interne et le noyau lenticulaire.

Rien à droite.

Sur la planche du quatrième ventricule, langue de chat.

L'observation suivante prise par M. Maurice Dide est un des rares exemples d'hémorragie de la protubérance. L'examen microscopique n'a pas encore été fait et sera ultérieurement publié.

Observation XI (originale).

Maurice Dide

P..., Louis-Émile, 55 ans, emballeur.

Première entrée à Ville-Évrard, le 12 octobre 1896.

Préfecture police, 4 octobre 1896.

Alcoolisme chronique. Affaiblissement intellectuel. Conscience incomplète de sa situation. Ne sait où il se trouve. Croit être au mercredi. Hallucinations. Insomnie. Actes déraisonnables. Contraction pupillaire. Des esprits le persécutent.

Dr Legras.

Sainte-Anne, 5 octobre 1896.

Est atteint d'alcoolisme chronique, hallucinations, idées de persécution, cauchemars, insomnie. Tremblement des mains.

Dr Magnan.

Ville-Évrard, 13 octobre 1896.

Est atteint d'alcoolisme aigu en voie de guérison. A maintenir.

Dr Marandon de Montyel.

Ville-Évrard, 27 octobre 1896.

Même que ci-dessus.

Deuxième entrée, 19 mai 1897.

Je soussigné, médecin de l'hôpital de la Salpêtrière, certifie que le nommé P..., Louis-Émile, âgé de 56 ans, demeurant à Paris, rue ....., qui a déjà été placé à l'Asile de Ville-Évrard, du 12 octobre au 20 décembre 1896, dans un état de grande excitation cérébrale avec terreurs imaginaires, probablement d'origine alcoolique, en est sorti le 20 décembre 1896 dans un état d'amélioration, mais non guéri.

Depuis cette époque il n'a pu travailler, il est resté affaibli intellectuellement et sa mémoire s'affaiblit de plus, en plus à un tel point qu'il ne peut plus se diriger, se perd dans les rues et est absolument incapable de s'occuper d'une manière quelconque.

J'estime en conséquence que, dans cet état mental d'affaiblissement intellectuel, il est indispensable de le réintégrer dans un asile d'aliénés.

Paris, le mai 1897.

Dr Falret.

Sainte-Anne, 12 mai 1897.

Est atteint d'alcoolisme chronique, affaiblissement des facultés, préoccupations hypocondriaques. Cauchemars. Insomnie. Étourdissements. Déjà traité.

Dr Magnan.

Ville-Évrard, 20 mai 1897.

Affaiblissement des facultés, mémoire très infidèle, incapacité de se diriger. Habitudes anciennes de boisson.

Dr Legrain.

Ville-Évrard, 3 juin 1897.

Affaiblissement des facultés mentales, incapacité complète de se diriger. A maintenir.

Dr Legrain.

Ville-Évrard, 3 septembre 1897.

Affaiblissement des facultés mentales, troubles de la mémoire, préoccupations hypocondriaques. Inégalité pupillaire. Troubles de la parole. Paralysie générale possible. Trouble le repos des malades du dortoir et doit être transféré dans un service spécial.

Dr Sérieux.

Depuis l'époque du dernier certificat les signes de paralysie générale se sont précisés. L'embarras de la parole est devenu évident; le malade est devenu gâteux; les réflexes pupillaires sont abolis.

Le 11 février 1898, le malade, qui avait passé une bonne journée, se couche comme d'habitude.

Le 12 au matin, il a comme un vertige en se levant et ses jambes ne le portent plus ; il ne tombe cependant pas, on le recouche immédiatement ; mais bientôt il pâlit brusquement et perd complètement connaissance à 7 heures. Les membres sont en résolution complète ; complètement insensible, il ronfle bruyamment. Le réflexe cornéen a disparu.

La température est à 36°,2, le pouls à 58.

La respiration est inégale ; par périodes, son rythme se ralentit petit à petit jusqu'à se suspendre complètement pendant plusieurs secondes ; mais bientôt les mouvements respiratoires se reproduisent faiblement ; mais il est manifeste qu'il ne pénètre pas d'air dans le thorax. On ne peut mieux comparer le fait qu'à celui d'un soufflet où l'orifice d'entrée serait bouché et sur lequel on ferait d'inutiles efforts pour faire pénétrer de l'air.

Les mouvements inspiratoires deviennent plus énergiques au point de soulever le malade dans son lit, sans d'ailleurs qu'ils reprennent connaissance ; enfin, après un effort considérable, l'air pénètre brusquement et en grande abondance dans le thorax en soufflant bruyamment.

De pareils accès de suffocation se produisent à plusieurs reprises dans le cours de la journée, et vers minuit le malade meurt dans un semblable accès.

Toute intervention opératoire, la laryngoscopie même qui eût été si intéressante, sont écartées par suite de l'état de stertor de l'individu.

Autopsie. — Le 13 février 1898.

Poumons normaux.

Cœur contenant à droite quelques caillots cruoriques, la valvule mitrale présente quelques épaississements : pas de suture des valves, pas de rétrécissement.

Valvules aortiques normales ; à l'origine de l'aorte une large plaque d'athérome.

Rate petite.

Reins normaux.

Foie gros, 1,650 grammes, de coloration jaune brun ; la lobulation à l'extérieur est très marquée, les lobules ont plus de deux millimètres carrés ; à la coupe, il ne semble pas y avoir de cirrhose, mais les lobules semblent graisseux ; la vésicule biliaire est très grosse et contient de grandes quantités de bile.

Cerveau. — La dure-mère semble normale, la pie-mère semble présenter de place en place quelques petites traces laiteuses ; elle n'est adhérente au cerveau qu'au niveau de la première circonvolution frontale, de la deuxième circonvolution frontale, de la première temporale dans sa partie postérieure et de la deuxième pariétale dans la même région ; à ces niveaux on arrache avec la méninge quelques fragments de corticalité. Les artères de la base sont légèrement athéromateuses.

La protubérance présente au niveau de sa face ventriculaire une hémorragie bilatérale des artères de Durel, qui occupe toute la région jusqu'aux tubercules quadrijumeaux postérieurs, qui sont respectés; la substance nerveuse est profondément labourée par l'hémorragie, mais la lésion s'arrête nettement au niveau d'une ligne transversale passant au-dessus des ailes bulbaires.

Le cervelet, d'aspect absolument normal extérieurement, présente un foyer hémorragique central récent, situé dans le lobe gauche, à deux centimètres de l'extrémité extérieure et à un centimètre du bord postérieur; ce foyer ne communique pas avec le précédent.

IV. — Mort dans la paralysie générale consécutive, a des attaques épileptiformes et apoplectiformes.

La pathogénie des attaques épileptiformes en général a subi récemment une évolution considérable; les travaux de Bouchard, de Jules Voisin, Raymond Petit et bien d'autres tendent de plus en plus à nous faire considérer l'attaque épileptiforme en général comme le résultat d'une auto-intoxication. M. Guérin, dans une thèse de 1895, a étudié « le rôle de l'auto-intoxication dans la genèse des attaques apoplectiformes et épileptiformes dans la paralysie générale ».

Nous consacrerons à l'étude de cet important travail la place qui convient.

L'auteur veut prouver que, dans un grand nombre de cas, les attaques apoplectiformes et épileptiformes des paralytiques sont sous la dépendance d'une intoxication des centres nerveux surajoutée aux lésions chroniques de l'encéphalite interstitielle. Les toxiques sont, soit des toxines venus du tube digestif et dont les troubles gastro-intestinaux ont facilité la résorption, soit des poisons urinaires restés dans l'économie par insuffisance rénale ou par rétention d'urine. Avant de développer cette théorie, adoptée par M. Pierret, M. Guérin soumet à une critique judicieuse les diverses hypothèses émises pour expliquer la production des ictus cérébraux de la paralysie générale. Il n'a pas de peine à démontrer l'insuffisance de nombre d'entre elles, la congestion, l'encéphalite aiguë, l'œdème cérébral, le spasme vasculaire, les lésions circonscrites : tous ces facteurs, en effet, peuvent bien déterminer, chez quelques malades, des attaques apoplectiformes ou épileptiformes, mais leur intervention fait défaut dans certains faits pour lesquels une interprétation autre devient nécessaire. Charcot avait déjà fait remarquer, en 1875, que l'absence de lésions propres était, anatomiquement parlant, un trait commun à ces attaques.

La théorie des « phénomènes de rappel » formulée par M. Pierret (1883) paraît à M. Guérin devoir être appliquée à ces derniers cas. Dans certaines circonstances et surtout dans les intoxications (urémie, etc.), les cicatrices cérébrales ou spinales, d'origine et de date quelconques, peuvent, d'après M. Pierret, donner lieu à un véritable *rappel* des symptômes qui les avait primitivement manifestées. M. le Pr Raymond, en 1883, considère également les anciens foyers d'hémorragie et de ramollissement comme la raison de la localisation des paralysies urémiques, il généralise cette idée qu'une lésion quelconque des hémisphères appelle la fixation plus intense de l'œdème cérébral (cet œdème étant considéré comme l'agent des phénomènes de paralysie). Des observations analogues rapportées par le Dr Nicolle, par le Pr Teissier, montrent que des lésions organiques anciennes et cicatrisées peuvent, chez des sujets atteints de néphrite, être réveillées à la suite du surmenage, du refroidissement « en raison de l'augmentation des toxines de l'organisme provoquée par la grève d'un des organes » (Teissier).

Des faits expérimentaux dus à Teissier (1877), à Ropolima (1892), à Deray (1893), montrent également l'action élective des toxiques (morphine, cocaïne, essence de sauge) sur les points des hémisphères, siège de lésions anciennes. Les toxiques ingérés, les toxiques fabriqués dans l'économie, soit au cours d'une maladie aiguë, soit à la suite de troubles gastro-intestinaux, etc., peuvent donc agir sur les éléments de l'écorce cérébrale rendus plus vulnérables et déterminer des réactions pathologiques.

Cette théorie des phénomènes de rappel peut servir à l'interprétation des attaques apoplectiformes et épileptiformes de la paralysie générale. Ces accidents seraient dus à l'action sur les centres nerveux déjà gravement atteints de toxiques, venus de l'organisme ou accidentellement introduits (opium par exemple). Il suffit, d'après M. Guérin, d'un écart de régime, d'une indigestion, de rétention d'urine, de constipation, pour que des phénomènes d'auto-intoxication se produisent ; les cellules cérébrales, déjà lésées, réagissent sous l'influence d'une quantité de toxique extrêmement faible, insuffisante parfois pour provoquer des troubles accusés chez un cerveau sain. Dans ces conditions apparaissent des accès convulsifs ou un état comateux. Si ces symptômes sont parfois localisés, c'est que les altérations vasculaires créent des territoires dont l'irrigation est plus défectueuse qu'ailleurs ; les centres corticaux intéressés sont plus sensibles à l'action des toxines amenées par le torrent circulatoire. L'œdème cérébral, incriminé par plusieurs auteurs, n'agirait qu'en tant qu'œdème toxique.

M. Guérin n'a pu, la chose est regrettable, entreprendre des recherches expérimentales sur la toxicité de l'urine et du sérum chez les paralytiques avant, pendant et après les ictus. Il appuie sa thèse sur des faits cliniques et thérapeutiques étudiés avec soin. Il rapporte un cas de rupture de l'urètre avec rétention d'urine, suivi d'attaques apoplectiques et épileptiformes ; l'autopsie ne montre aucune lésion pouvant expliquer les accidents ultimes qu'il attribue à une auto-intoxication. M. Guérin insiste sur le rôle important des troubles gastriques et intestinaux (embarras gastrique, indigestion, constipation) qui précèdent souvent les ictus et qui doivent faire penser à une intoxication du sang par la rétention de produits toxiques. Pour M. Pierret, la constipation en particulier doit être considérée comme la cause la plus importante des phénomènes convulsifs et comateux de la paralysie générale. Les recherches de M. Guérin ont porté sur 20 malades : la température était prise matin et soir, le nombre de selles, le traitement et l'apparition des accidents étaient notés chaque jour. L'auteur a toujours constaté, avant l'apparition des attaques, un état de constipation et souvent, pendant les deux ou trois jours qui précèdent les accidents, une élévation graduelle de température. Il relève aussi le rôle des troubles de l'appareil urinaire (lésion des reins avec ou sans albuminerie, rétention d'urine), la rétention d'urine détermine soit des attaques apoplectiques, soit plus souvent encore des attaques épileptiformes. Ces accidents guérissent plus ou moins rapidement suivant que l'élimination des toxines est plus ou moins prompte, c'est-à-dire en raison directe des émonctoires (foie, rein, etc.). M. Guérin fait observer en outre que les organes par lesquels s'éliminent les poisons s'altérant par le fait même de cette élimination, d'où l'aggravation consécutive de la maladie.

Parmi les faits thérapeutiques invoqués à l'appui de cette théorie, M. Guérin cite les bons effets des purgatifs, des lavements, de la saignée, du traitement antiseptique interne.

D'autre part, Charrin, dans le traité de Bouchard, a bien montré, d'une façon tout à fait générale, le rapport des cellules microbiennes et des cellules de l'organisme ; nous ne saurions mieux terminer ces considérations que par les magistrales lignes suivantes :

« On ne saurait trop insister d'ailleurs sur les ressemblances sans nombre qui rapprochent les unes des autres ces deux cellules. Le polymorphisme les caractérise. Les éléments figurés du sang sont sphériques à la manière des coques ; les épithéliums, pour la plupart, sont allongés à la façon des bacilles ; les fibres élastiques sont enroulées à l'exemple des vibrions. Les unes et les autres de ces cellules consomment de l'oxygène, de l'azote, exhalent de l'acide carbonique ; les unes et les autres sont soit aérobies, soit anaérobies ; les unes et les autres possèdent un noyau ou en sont dépourvues. Les unes et les autres fixent les réactifs colorants ou cessent de les retenir, si elles sont altérées. Les unes et les autres fabriquent des albumines, des alcaloïdes, des diastases, des acides, des gaz, des poisons du sang, de la lymphe, du bulbe, des nerfs, des muscles, etc. Les unes et les autres troublées dans leurs fonctions, dans leur nutrition, promptement, passagèrement, au plus fort de la lutte, ou plus tard, après la mêlée, donnent naissance à des corps qui engendrent la dyspnée, la diarrhée, des convulsions, des oscillations thermiques, des corps générateurs de désordres morbides, des corps toxiques, comme aussi des principes anti-toxiques, car, suivant la conception du Pr Bouchard, il n'y a pas deux biologies, etc. On peut à cet égard remarquer avec Maragliano que, si les toxines changent le sérum, les produits cellulaires le modifient également ; c'est ainsi qu'il devient globulicide dans la chlorose. »

Nous n'avons pas pu recueillir d'observations de mort consécutive à des attaques épileptiformes ou apoplectiformes, avec autopsie ; c'est simplement un hasard, et nous ne songeons à tirer aucune conclusion de cette constatation négative ; des statistiques autrement importantes que la nôtre sont nécessaires pour établir la fréquence relative de la mort dans la paralysie générale, et tous les auteurs qui se sont occupés de la question sont unanimes à constater la fréquence de la mort par congestion apoplectiforme ou épileptiforme.

V. — Mort dans la paralysie générale par marasme.

Il est incontestable qu'en dehors de toute complication les malades atteints de paralysie générale sont nécessairement voués à la mort ; on peut dire qu'il n'existe pas un cas où le diagnostic était exact, qui ait été suivi de guérison. Il n'est pas absolument exceptionnel de voir des malades de cette sorte subir des périodes de rémission parfois longue ; il existe des observations d'ailleurs très rares où la durée totale de l'affection a dépassé 15 ans ; mais l'accord est unanime : la paralysie générale ne guérit pas, et si la mort ne survient pas par une complication, elle est le fait de l'évolution progressive de l'affection.

Il ne faut pas croire que seul le cerveau est atteint, et on peut dire que la cachexie paralytique est produite par une altération chronique de tous les organes de l'économie, ainsi que Klippel l'a dit récemment.

Bien que les cas de mort par marasme paralytique soient extrêmement fréquents, il nous sera permis de publier les suivants où l'autopsie a été faite.

Observation XII (originale).

Paralysie générale. — Mort par marasme.

F..., François, 38 ans, sans profession. Entré à Ville-Évrard, le 14 août 1896.

Hôpital Saint-Antoine, 3 mars 1896.

Est atteint de paralysie générale, trouble le repos des malades et son état nécessite son transfert dans un asile spécial.

Dr Gilbert Ballet.

Sainte-Anne, 4 mars 1896.

Est atteint de paralysie générale avec idées de satisfaction, propos incohérents. Embarras de la parole.

Dr Magnan.

Villejuif, 6 mars 1896.

Est atteint de paralysie générale. Affaiblissement intellectuel et physique, embarras très marqué de la parole. Pupille gauche un peu plus large.

Dr Vallon.

Villejuif, 19 mars 1896.

Est atteint de paralysie générale. Maintenir.

Dr Vallon.

Villejuif, 5 août 1896.

Paralysie générale. Peut être transféré.

Dr Pactet.

Ville-Évrard, 15 août 1896.

Est atteint de paralysie générale avec affaiblissement intellectuel. A maintenir.

Dr Marandon de Montyel.

Ville-Évrard, 29 août 1896.

Même que ci-dessus.

Ce malade arrivé à la troisième période de l'affection n'a jamais présenté, malgré la marche de la température, des symptômes cliniques appréciables en dehors de ceux de la cachexie paralytique.

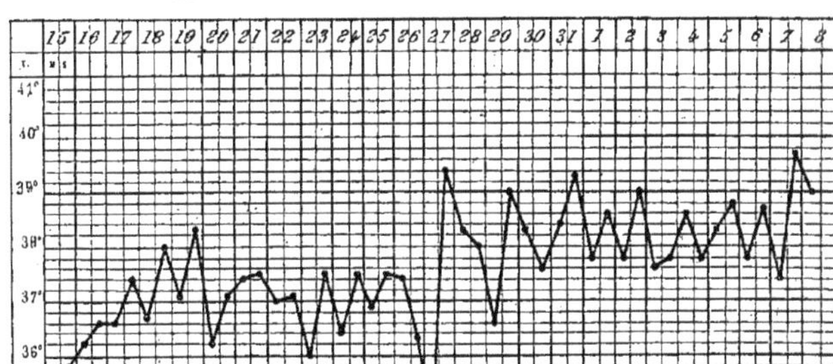

Autopsie. — Tous les organes sont normaux sauf le cerveau où des adhérences pie-mériennes existent au niveau de presque toutes les circonvolutions.

Observation XIII (originale).

Paralysie générale. — Alcoolique. — Mort par marasme.

C..., Antoine, 57 ans, cordonnier. Entré à Ville-Évrard, le 8 mars 1897.

Préfecture police, 4 mars 1897.

Alcoolisme chronique avec accidents subaigus. Excitation. Illusions et hallucinations. Terreurs. Idées de persécution. Plaintes et menaces confuses. Tremblement. Insomnie.

Dr Garnier.

Sainte-Anne, 5 mars 1897.

Est atteint d'alcoolisme chronique avec accès subaigu, hallucinations, idées de persécution, excitation passagère. Étourdissements. Crampes dans les membres.

Dr Magnan.

Ville-Évrard, 9 mars 1897.

Est atteint d'alcoolisme aigu avec profonde dépression lypémaniaque et hallucinations de l'ouïe. A maintenir.

Dr Marandon de Montyel.

Ville-Évrard, 23 mars 1897.

Même que ci-dessus.

Ce malade, que les certificats ne représentent que comme un alcoolique, a présenté, depuis son internement, des signes non douteux de paralysie générale; laquelle a rapidement passée pas ses trois périodes, le malade ayant été couché plusieurs mois avant sa mort. Il a plusieurs fois présenté des périodes d'hypothermie. Pendant ces derniers temps, il avait un tic commun aux paralytiques; il faisait mouvoir du matin au soir sa mâchoire inférieure, latéralement, produisant un grincement de dents des plus désagréables.

Du 16 mars au 8 avril nous l'avons examiné soigneusement sans trouver chez lui aucun symptôme physique.

Autopsie. — Tous les organes semblent normaux sauf le cerveau où des adhérences étendues de la pie-mère confirment le diagnostic de paralysie générale.

Observation XIV (originale).

Paralysie générale. — Mort par marasme.

B..., Charles-Isidore, 34 ans, employé. Entré à Ville-Évrard, le 23 octobre 1892.

Préfecture police, 18 octobre 1892.

Paralysie générale. Affaiblissement des facultés intellectuelles. Idées de satisfaction. Incohérence. Excitation. Embarras de la parole. Extravagances. Projets multiples. Syphilis contractée il y a 11 ou 12 ans.

Dr Garnier.

Sainte-Anne, 19 octobre 1892.

Est atteint de paralysie générale avec idées incohérentes de satisfaction. Hésitation de la parole, inégalité pupillaire.

Dr Magnan.

Ville-Évrard, 24 octobre 1892.

Est atteint de paralysie générale avec affaiblissement intellectuel et état de vive surexcitation. A maintenir.

Dr MARANDON DE MONTYEL.

8 novembre 1892.

Même que ci-dessus.

Dr MARANDON DE MONTYEL.

8 août 1895.

Même que 24 octobre 1892. État général satisfaisant. Peut être transféré.

Dr MARANDON DE MONTYEL.

26 juin 1896.

Même que 24 octobre. Affection absolument incurable.

Dr MARANDON DE MONTYEL.

Ce malade n'avait attiré notre attention que le jour de sa mort où l'on prit sa température qui était de 38°,6.

Il présentait aux deux sommets en avant et en arrière de la matité, à l'auscultation, des râles sous-crépitants à grosses bulles.

La tuberculose des sommets constatée n'expliquait pas l'état d'adynamie profond dans lequel il se trouvait, et ne nous semblait pas de nature à expliquer la mort mise sur le compte du marasme paralytique. Il est à noter que la maladie a eu une évolution supérieure à la moyenne, puisque son internement remontait déjà à 6 ans.

Il resta couché plus d'un an.

Autopsie. — Adhérences pie-mériennes de toute la surface cérébrale; cerveau atrophié; le cervelet et la moelle semblent normaux.

Au niveau des deux sommets du poumon on note des lésions caséeuses avec certaines régions voisines très dures crétacées; quelques tubercules disséminés dans les deux lobes supérieurs.

Congestion hypostatique des bases.

CONCLUSIONS

I. — La terminaison de la paralysie générale peut survenir par mort subite ; parfois l'autopsie, en dehors de lésions de méningo-encéphalite chronique, reste muette, parfois au contraire on constate l'existence d'une affection capable de causer la mort à elle seule ; cette affection était restée latente comme dans notre cas de méningite cérébro-spinale.

II. — Le suicide est très rare ; il survient dans les formes mélancoliques, il a pour caractère l'absurdité.

III. — La mort peut être le fait d'une complication septique ; l'altération primitive du système nerveux prédispose singulièrement à l'infection dont le pronostic est excessivement grave.

IV. — La mort est parfois le fait de phénomènes en foyer, ramollissement ou hémorragie cérébral.

V. — Les attaques épileptiformes et apoplectiformes sont souvent la cause occasionnelle de la mort ; l'auto-intoxication semble jouer un rôle dans leur pathogénie.

VI. — Si le malade n'a pas succombé à une complication, la paralysie générale le conduira inévitablement à la mort par marasme cachectique.

CHARTRES. — IMPRIMERIE DURAND, RUE FULBERT.

www.ingramcontent.com/pod-product-compliance
Ingram Content Group UK Ltd.
Pitfield, Milton Keynes, MK11 3LW, UK
UKHW020430230726
13925UKWH00004B/1679